视频 + 图解

颈椎病

自我导引康复

主　编　王金贵　孙　庆

副主编　房　纬　李华南

编　委　海兴华　张　玮　张润琛

　　　　吴秋君　陈伟男

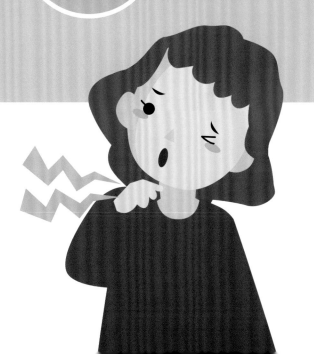

人民卫生出版社

一、自我导引康复法从何而来?

本书所提供的导引康复法,是目前天津中医药大学第一附属医院推拿科病房指导患者进行康复锻炼的主要方法,是天津中医药大学针灸推拿学院副院长王金贵教授所创"津沽推拿"临床治疗体系的组成部分之一。其以具体疾病为对象,将传统中医的导引康复方法和现代康复的运动疗法有机结合,各取所长,以达到自我治疗、自我康复的目的。

二、康复运动的目的是教会患者进行积极有效的自我主动治疗

很多患者,尤其是慢性病患者,存在明显的药物依赖和治疗依赖,认为治病是医院的事,患者只要

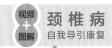

被动接受就可以了。但是,单纯的药物和被动治疗,往往不能很好地解决问题。以慢性腰痛为例,短期疼痛往往容易被解决,但难点在于,如何有效地减少腰痛的复发。因为,腰椎稳定性下降,是腰痛反复发作的主要原因。而无论是药物,还是被动治疗,均无法有效地改善腰椎稳定性。稳定性的重新获得,需要积极的主动运动。即使是手术后,同样需要主动运动的积极配合。此外,由于社会和经济的因素,患者长期在医院进行治疗往往存在困难,教会患者进行有效的自我治疗,也是康复治疗的主要目的之一。

三、疾病的恢复是身体和心理的共同恢复

有这样一种现象,同样的疼痛,有些患者仍然可以正常生活,而有些患者则卧床不起。造成这种情况的原因,心理因素占很大成分。在康复学中,有所谓"状态下滑综合征"的概念。即,因为疼痛,而不敢活动,不活动造成了肌肉和关节功能的进一步下降,而肌肉、关节功能的下降,造成了疼痛的进一步加重。有研究表明,卧床一天,肌肉力量会下降 3%~7%。过多的卧床并不能更有效地改善症状,只会造成肌力下降,同时增加软组织粘连的几率。所以,适时、有效的康复运动是必要的。通过积极的主动运动,改善的不仅是躯体的症状,同时也会提高正常工作和生活的信心。

由于水平所限,本书所提供的方法还有很多不足之处,希望能够得到更多同道的指正。我们的愿望是,能够为广大患者在努力争取更加健康、幸福生活的道路上,提供一份助力!

目录

视频目录

颈椎病
简   介

颈椎病,是非常高发的退行性脊柱关节病种。其表现为颈肩背局部的疼痛,同时可伴有头晕、头痛,上肢的疼痛、麻木,视物模糊,心悸,疲劳乏力,症状严重时可压迫脊髓致下肢行走不利、甚至瘫痪。随着电脑、智能手机的普及流行,人们"低头"的时间越来越长,导致了颈椎病的发病率逐年升高,而且有明显向年轻化发展的趋势。颈椎病已经成为严重影响人们生活质量和工作效率的重要因素之一。

颈椎病
自我导引康复练习

颈椎康复练习的特点,在于以"放松"为主,这一点和腰椎练习"以增加肌肉强度为主"的练习特点不尽相同。这是由颈、腰椎的解剖结构和功能特点决定的。腰椎骨性结构粗壮、以负重为主要功能;颈椎关节突关节面接近水平,活动度更大,周围的血管、神经更复杂。由于椎动脉在颈椎横突孔中穿行,负责脑部供血,其上攀附有较多的交感神经,这种结构导致了颈椎病的症状复杂多变。

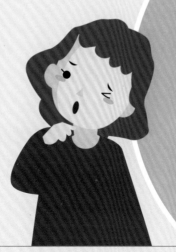

基于上述原因,颈椎康复练习时需注意以下问题:

1. 姿态调整,即纠正日常生活中的不良姿态,是颈椎病康复的根本。过多的颈椎局部活动,可能会加重症状,适得其反。而颈椎姿态的调整,以肩背部、胸腰部为基础。这一点在下文会详述。

2. 颈椎康复练习,在颈部以放松为主,肌力的练习则更多体现在肩背部。

3. 如果出现头晕,或肢体疼痛、麻木症状加重,则应减少练习量,或终止练习。

一、从日常生活做起，调整颈椎

(一) 颈部姿态与腰椎的关系

日常生活中的懒散坐姿，由于腰部过度屈曲，致使颈椎下段屈曲、上段后伸。长期如此，会导致颈椎曲度变形，刺激周围神经和椎动脉，产生一系列颈椎病症状。

1. 懒散坐姿　腰部过度屈曲，导致颈椎下段屈曲、上段后伸。

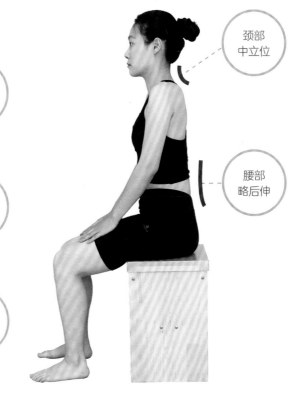

上颈段后伸

下颈段屈曲

腰部过曲

颈部中立位

腰部略后伸

2. 中立位坐姿　腰部略后伸，维持中立位，颈椎也会自然维持中立位。

（二）日常生活姿态的矫正和调节

1. 懒散坐姿的矫正

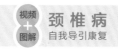

视频1

第二步:采用过度矫正,用力前挺腰部,收回下颌。挺腰使腰部过伸,收下颌,使上颈部屈曲牵张。

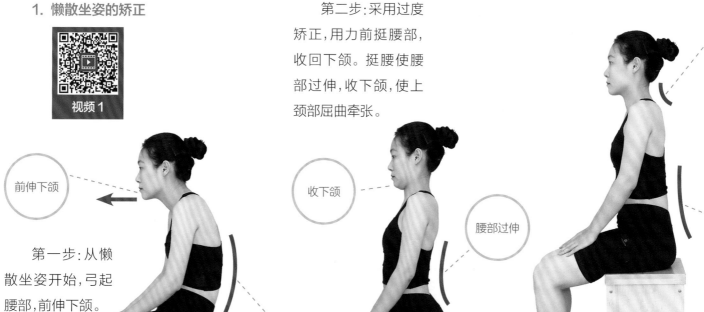

前伸下颌

第一步:从懒散坐姿开始,弓起腰部,前伸下颌。

弓起腰部

收下颌

腰部过伸

颈部中立位

腰部略后伸

第三步:颈、腰部放松10%,即可获得较好的颈腰部中立位。

2. 书写姿态的调节

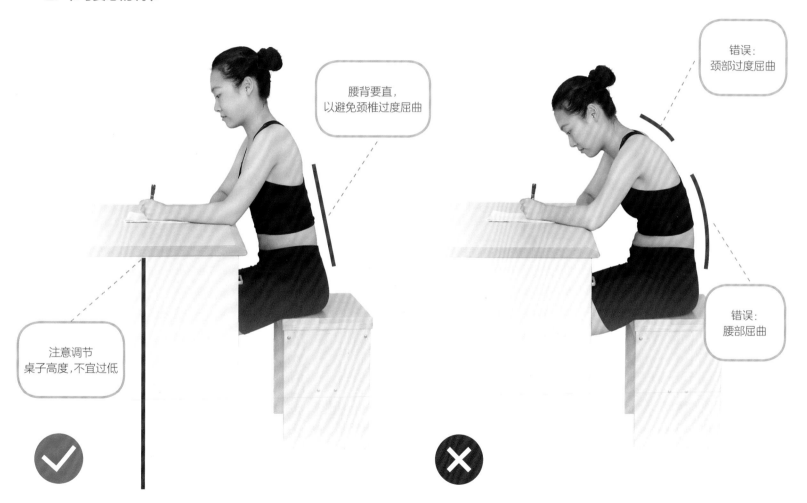

腰背要直，
以避免颈椎过度屈曲

注意调节
桌子高度，不宜过低

错误：
颈部过度屈曲

错误：
腰部屈曲

3. 电脑位置的调节

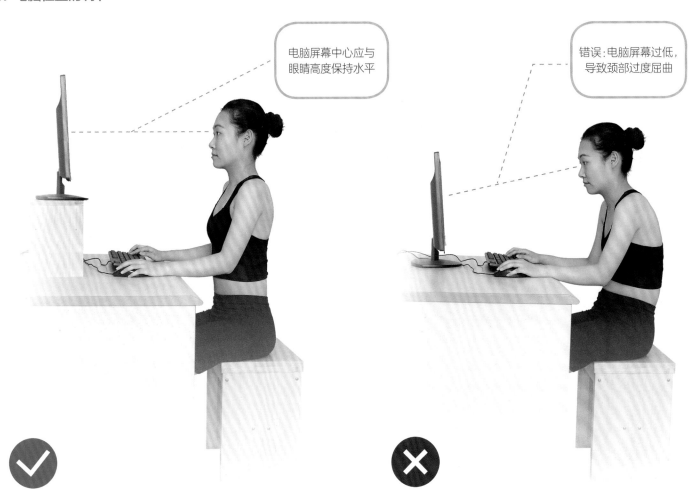

电脑屏幕中心应与眼睛高度保持水平

错误：电脑屏幕过低，导致颈部过度屈曲

4. 枕头高度的调节

适合的枕头高度,应使颈椎
侧卧位时保持水平

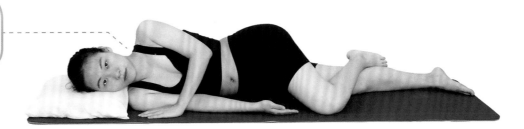

错误:枕头过高
使颈椎侧屈

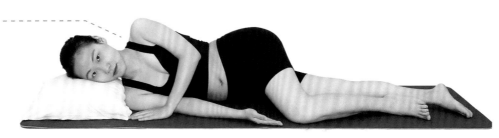

错误:枕头过低
使颈椎侧屈

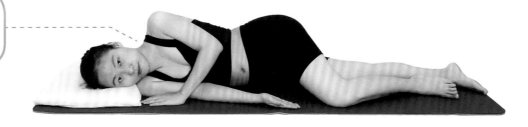

二、颈肩部关节活动的感知和放松

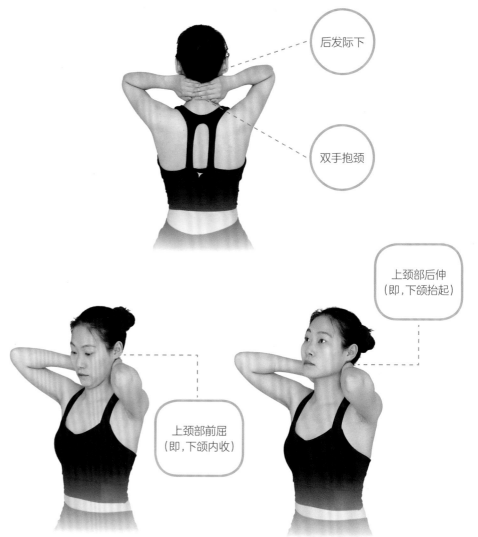

后发际下

双手抱颈

上颈部后伸
(即,下颌抬起)

上颈部前屈
(即,下颌内收)

人的颈肩部关节长期处于错误姿势和活动缺乏的状态,会导致颈肩关节感知的下降、本体感觉减退,这会使神经肌肉自身的保护机制效能下降,容易出现损伤。在颈肩部关节活动的感知和放松阶段,活动幅度不宜过大,次数不宜过多(3~5次即可),其目的仅在于提高感知能力和放松肌肉。这和后文提到的源自麦肯基(McKenzie)脊柱康复技术的颈部后伸练习并不相同。感知和放松的练习,也同样适合在颈椎病急性期的早期恢复性练习。

(一)颈部活动的感知练习

1. 上颈部屈伸(点头动作) 双手抱颈,尺侧缘置于后发际下,不必用力,其作用在于感知颈部的屈伸。上颈部屈伸时,手部不应感觉下颈部有屈伸。

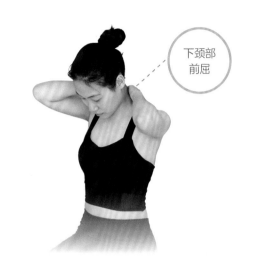

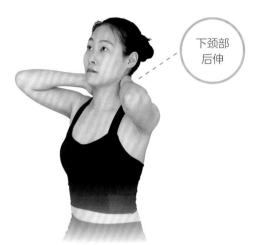

下颈部
前屈

下颈部
后伸

2. **下颈部屈伸**　双手抱颈,尺侧缘置于后发际下。下颈部屈伸时,手部应感觉到下颈部有屈伸。

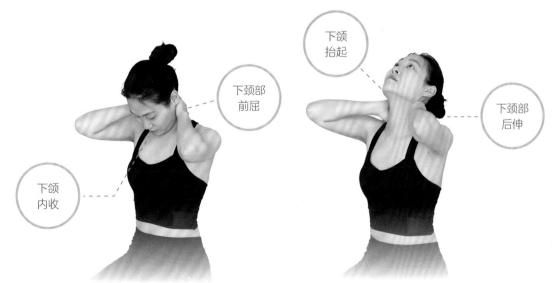

下颌
内收

下颈部
前屈

下颌
抬起

下颈部
后伸

3. **全颈屈伸**　双手抱于颈部两侧,全颈前屈时,下颌内收,同时下颈部前屈。全颈后伸时,下颈部后伸,同时下颌抬起。

4. 颈部侧屈与旋转 颈部侧屈
和旋转活动,更多的是发生于上颈部。

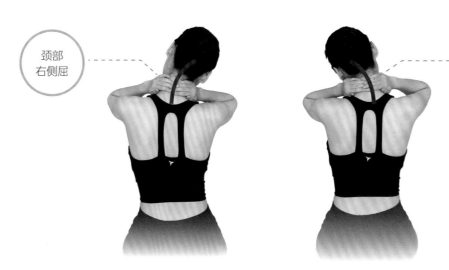

颈部
右侧屈

颈部
左侧屈

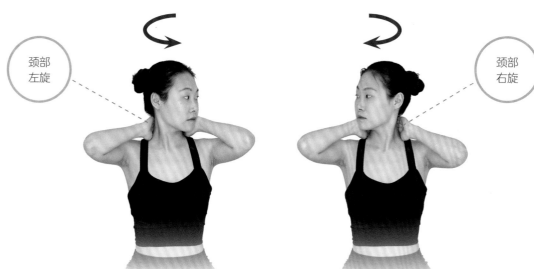

颈部
左旋

颈部
右旋

（二）肩胛部活动的感知练习

1. 肩胛骨向上滑动

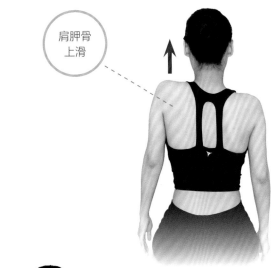

2. 肩胛骨向前滑动

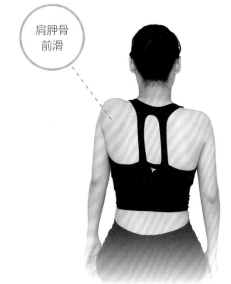

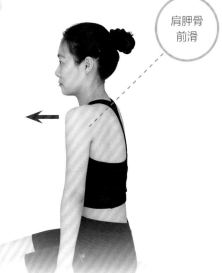

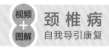
3. 肩胛骨向后滑动

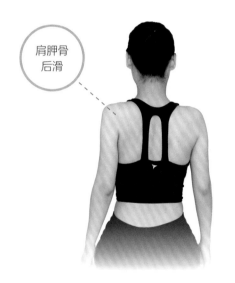

肩胛骨
后滑

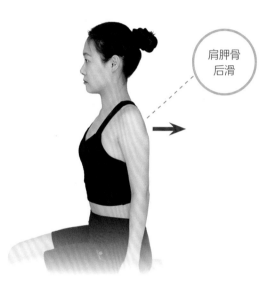

肩胛骨
后滑

4. 肩胛骨环形滑动

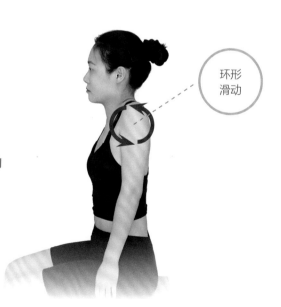

环形
滑动

（三）胸背部活动的感知练习

1. 坐位胸背部屈伸

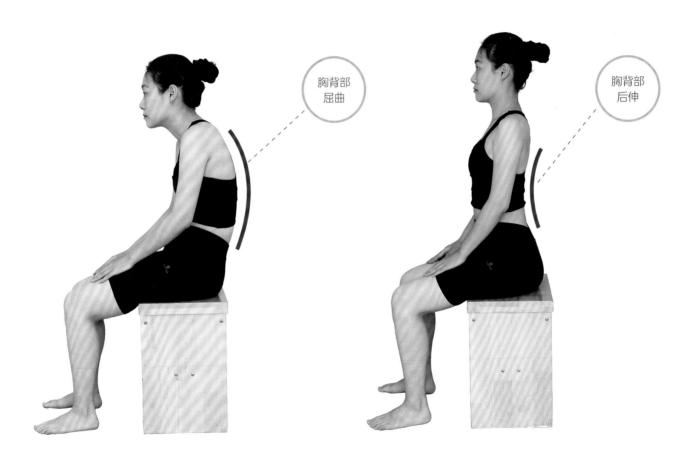

胸背部
屈曲

胸背部
后伸

2. 四点跪姿胸背部屈伸

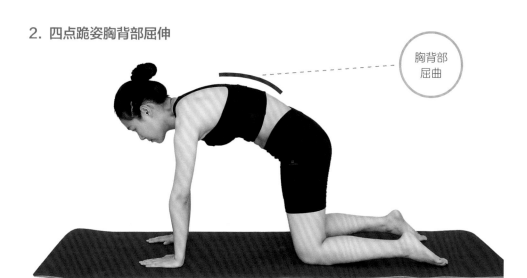

胸背部
屈曲

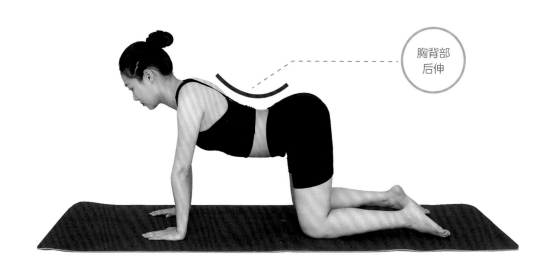

胸背部
后伸

三、颈肩背部的拉伸与放松

拉伸练习是改善肌肉紧张、短缩,以及关节囊和韧带挛缩的主要方法。练习时,分为以下三个步骤:

第一步:局部自我按摩。按摩可以放松肌肉,降低肌肉牵张反射的敏感性,避免发生肌肉拉伤。

第二步:主动拉伸。拉伸前,先进行拮抗肌的收缩,主动拉伸需放松的肌群。例如,若想放松颈后伸肌,先练习颈前屈肌的主动收缩。这样,不仅可拉伸颈后肌群,同时,屈肌的主动收缩可通过脊髓的交互抑制机制,反射性地放松伸肌。

第三步:被动拉伸。被动拉伸可同时放松可自主收缩的神经肌肉,及不能自主收缩的结缔组织(韧带、关节囊),加大拉伸的程度。

此步练习,力量要求柔和,第二、三步,每步持续时长1~2 个呼吸即可,不可过力过长,以免损伤关节。如果出现头晕,或肢体疼痛、麻木症状加重,则应减少练习量,或终止练习。

颈肩部肌群位置示意:

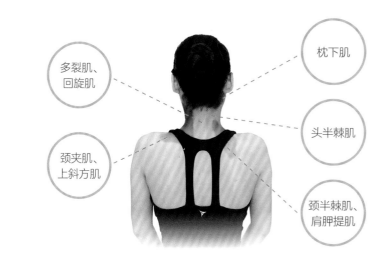

多裂肌、回旋肌
枕下肌
头半棘肌
颈夹肌、上斜方肌
颈半棘肌、肩胛提肌

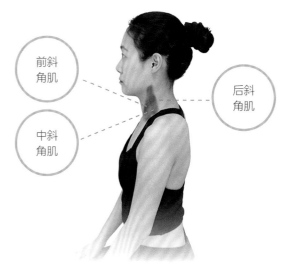

前斜角肌
中斜角肌
后斜角肌

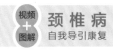

（一）局部自我按摩

1. 按揉项韧带（哑门至大椎） 患者坐位，以示、中、环三指按揉项韧带（哑门至大椎）。由上至下，反复操作3次。

视频 3

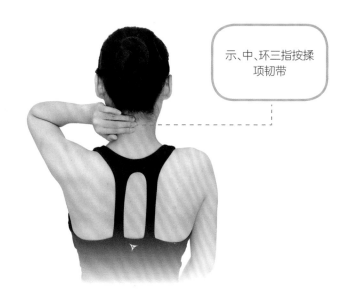

示、中、环三指按揉项韧带

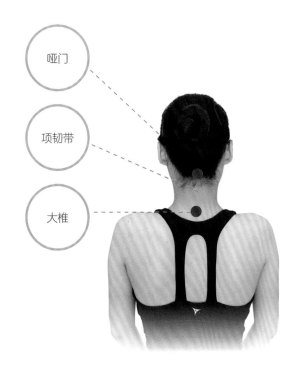

哑门

项韧带

大椎

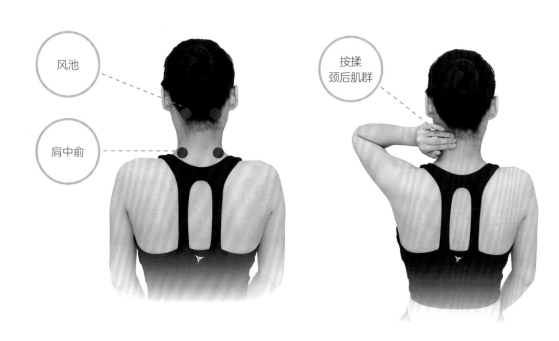

风池

肩中俞

按揉
颈后肌群

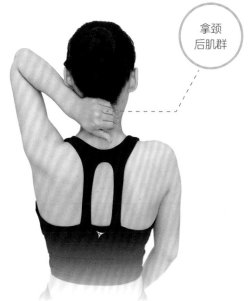

拿颈
后肌群

2. 按揉、拿颈后肌群（风池至肩中俞）　患者坐位，以示、中、环三指分别按揉、拿两侧颈后肌群（风池至肩中俞）。由上至下，反复操作 3 次。

3. 点按风池 患者坐位,以双手拇指点按双侧风池,约 30 秒。

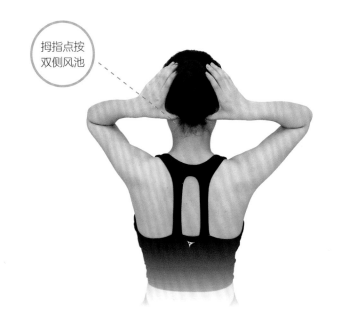

拇指点按双侧风池

4. 按揉斜角肌 患者坐位,以示、中、环三指按揉患侧斜角肌。由上至下,反复操作 3 次。

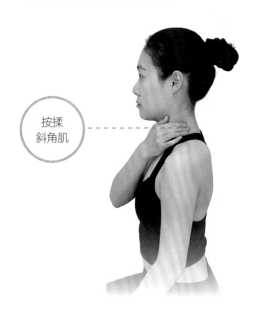

按揉斜角肌

5. **按揉肩胛提肌（肩外俞）** 患者坐位，以示、中、环三指按揉患侧肩胛提肌（肩外俞），约 30 秒。

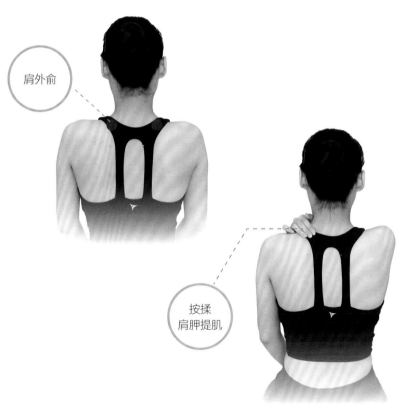

肩外俞

按揉
肩胛提肌

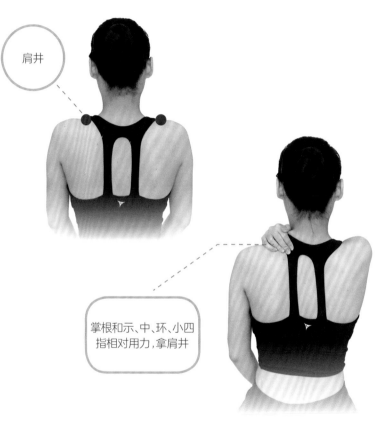

肩井

掌根和示、中、环、小四
指相对用力，拿肩井

6. **拿上斜方肌（肩井）** 患者坐位，以对侧掌根和示、中、环、小四指对掌用力，拿上斜方肌（肩井），约 30 秒。

（二）拉伸练习

1. 头半棘肌拉伸练习　头半棘肌位于颈后部,其紧张易导致颈项部疼痛、颈性眩晕和头痛。

第一步:主动拉伸

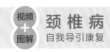

视频 4

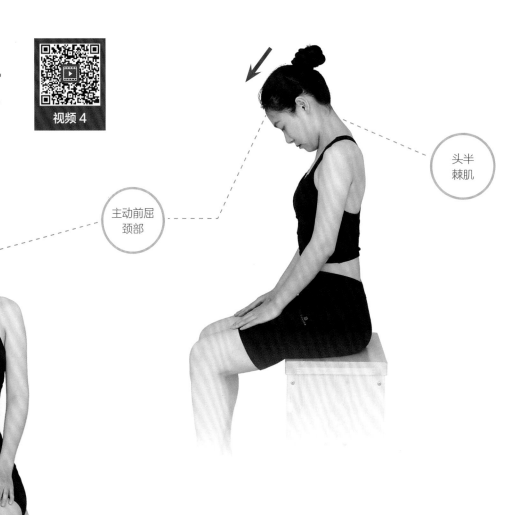

主动前屈颈部

头半棘肌

第二步：被动拉伸

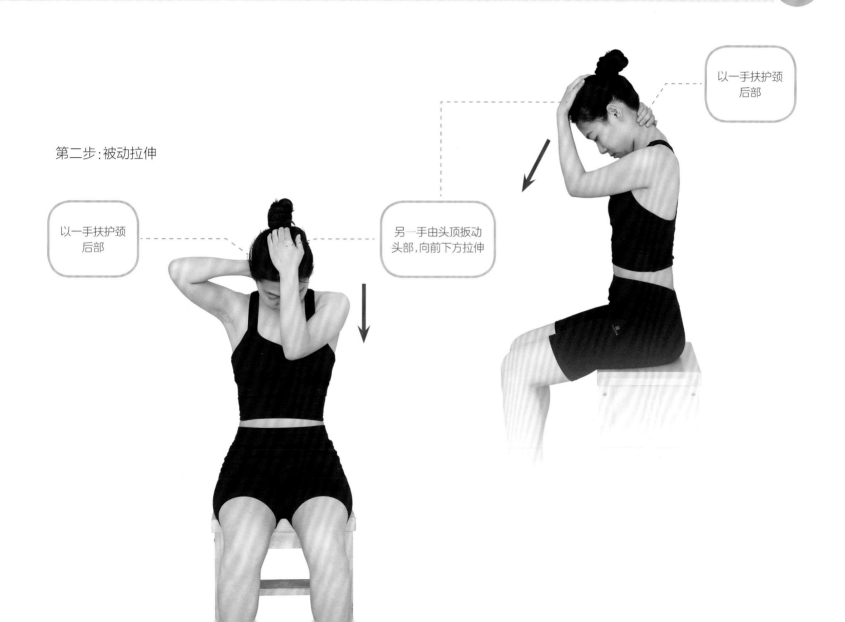

以一手扶护颈后部

另一手由头顶扳动头部，向前下方拉伸

以一手扶护颈后部

2. 颈半棘肌、肩胛提肌拉伸练习

颈半棘肌、肩胛提肌位于颈肩结合部的后外侧。颈半棘肌紧张易导致颈项部疼痛、颈性眩晕和头痛;肩胛提肌紧张劳损易致肩背痛,肩胛内上缘疼痛明显。

视频 5

第一步:主动拉伸

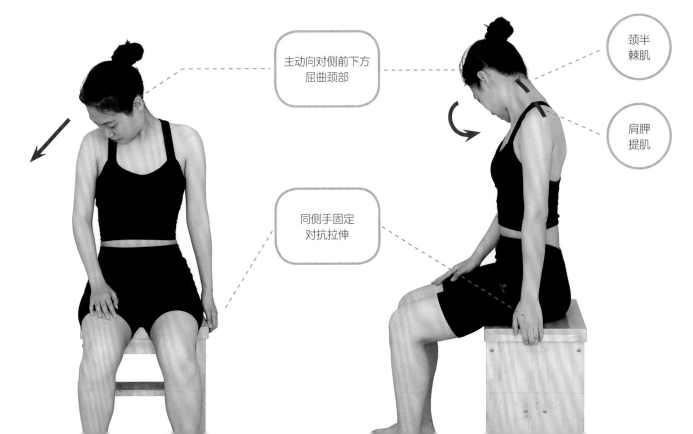

主动向对侧前下方屈曲颈部

颈半棘肌

肩胛提肌

同侧手固定对抗拉伸

第二步：被动拉伸

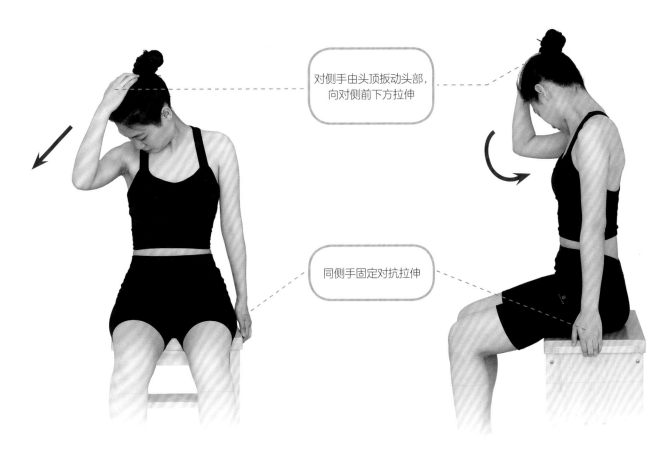

对侧手由头顶扳动头部，
向对侧前下方拉伸

同侧手固定对抗拉伸

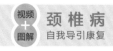

3. 肩胛提肌站位拉伸练习

第一步：主动拉伸

视频 6

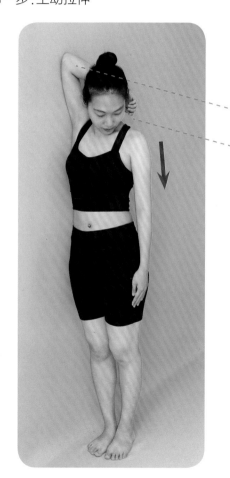

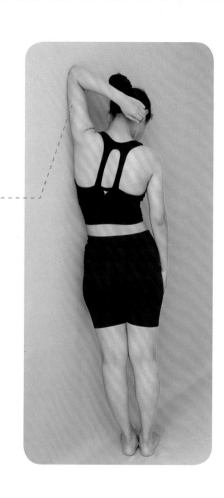

患侧屈肘上举，顶倚住
墙壁，以锁定肩胛骨

头部向健侧前下方
屈曲拉伸

第二步:被动拉伸

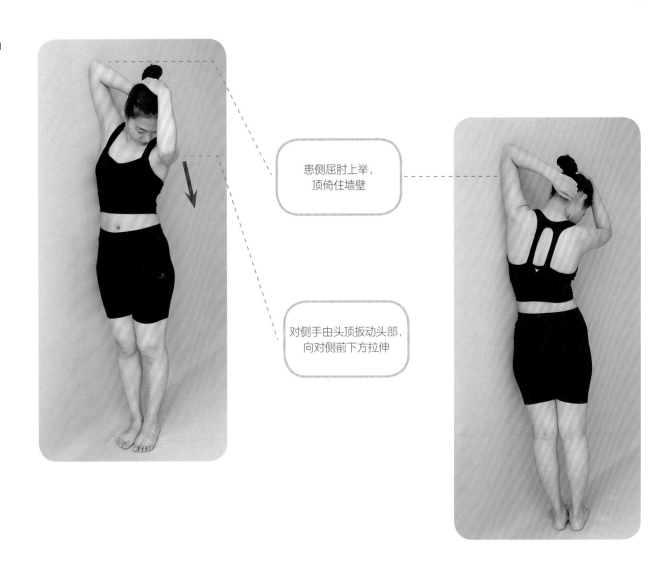

患侧屈肘上举,
顶倚住墙壁

对侧手由头顶扳动头部,
向对侧前下方拉伸

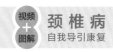

4. 头颈夹肌、上斜方肌拉伸练习

头颈夹肌紧张易导致颈项部疼痛、颈性眩晕和头痛;上斜方肌紧张易致头颈痛、肩背痛。

第一步:主动拉伸

视频 7

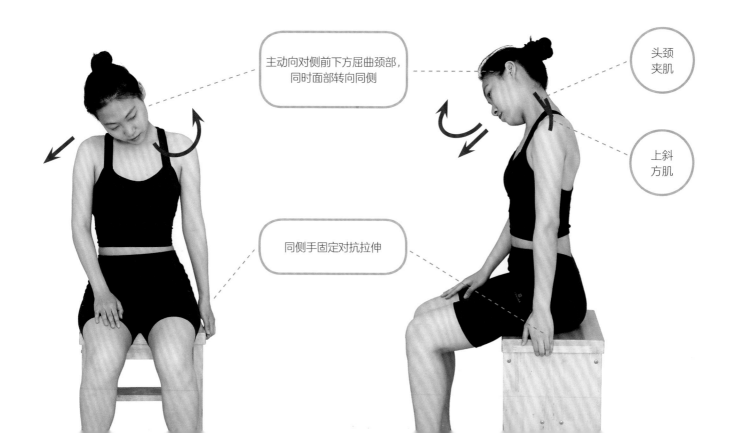

主动向对侧前下方屈曲颈部,同时面部转向同侧

头颈夹肌

上斜方肌

同侧手固定对抗拉伸

第二步:被动拉伸

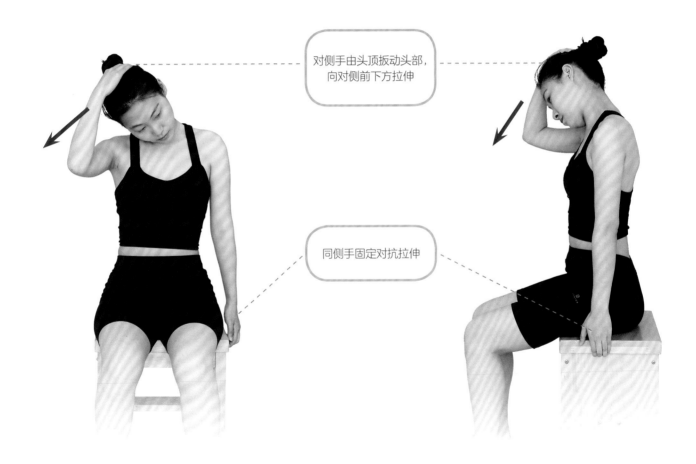

对侧手由头顶扳动头部,
向对侧前下方拉伸

同侧手固定对抗拉伸

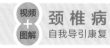

5. 颈多裂肌、回旋肌拉伸练习

颈多裂肌、回旋肌紧张,易致头痛,颈项旋转不利及疼痛。

第一步:主动拉伸

视频 8

主动向前下方屈曲颈部,
同时面部转向同侧

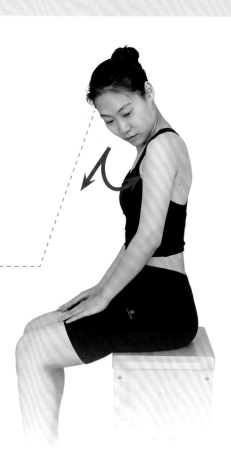

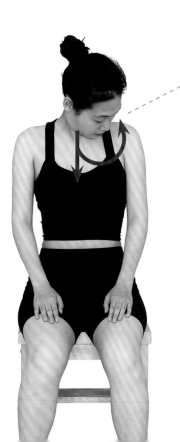

第二步：被动拉伸

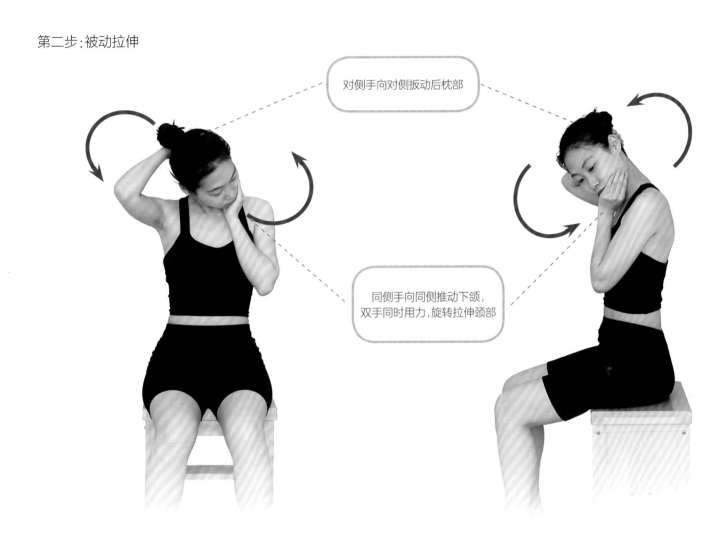

对侧手向对侧扳动后枕部

同侧手向同侧推动下颌，
双手同时用力，旋转拉伸颈部

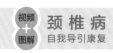

6. 枕下肌拉伸练习 枕下肌紧张易致头痛、头晕。枕部椎动脉走行迂曲,此步拉伸时须小心!力量宜轻柔,过度刺激易引发头晕加重!

第一步:主动拉伸

视频 9

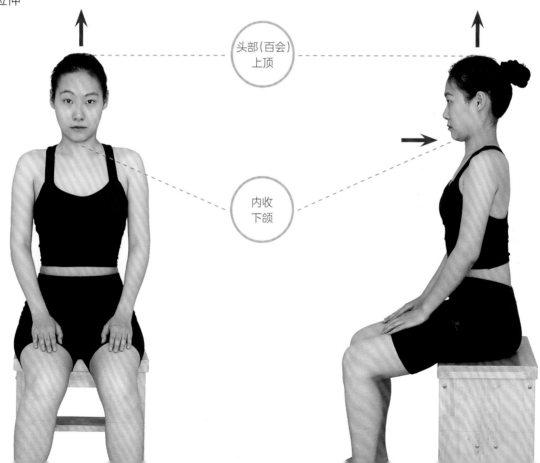

头部(百会)上顶

内收下颌

第二步：被动拉伸

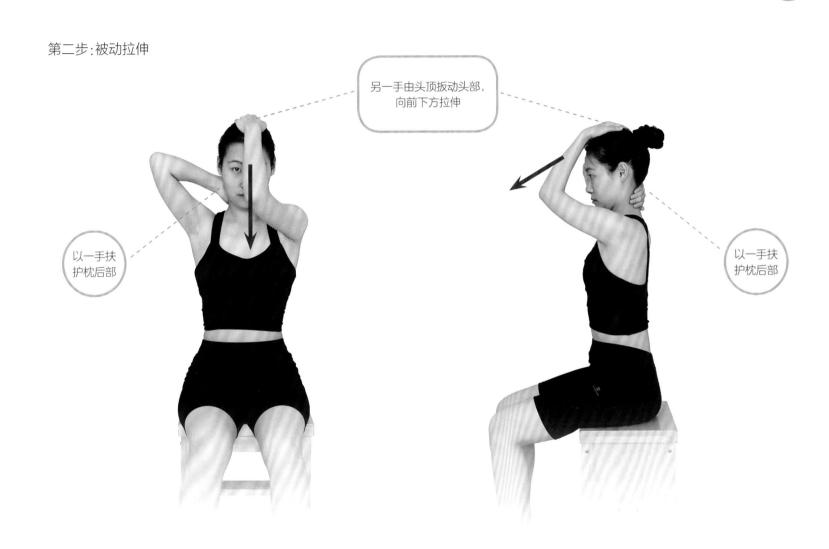

另一手由头顶扳动头部，
向前下方拉伸

以一手扶
护枕后部

以一手扶
护枕后部

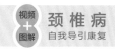

7. 斜角肌拉伸练习　斜角肌紧张时,会压迫臂丛神经和锁骨下动脉,进而引发上肢麻木。

（1）中斜角肌拉伸练习

第一步:主动拉伸

视频 10

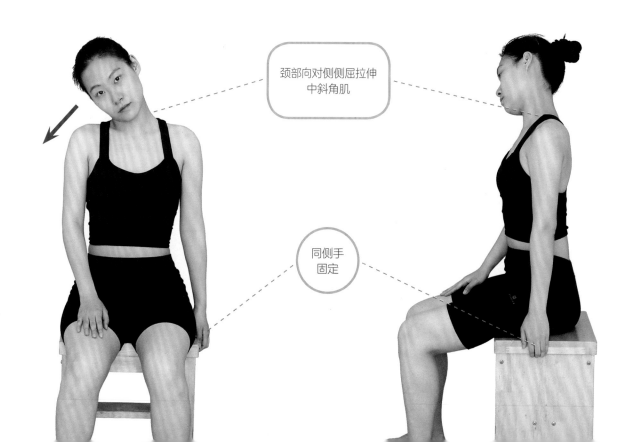

颈部向对侧侧屈拉伸中斜角肌

同侧手固定

第二步：被动拉伸

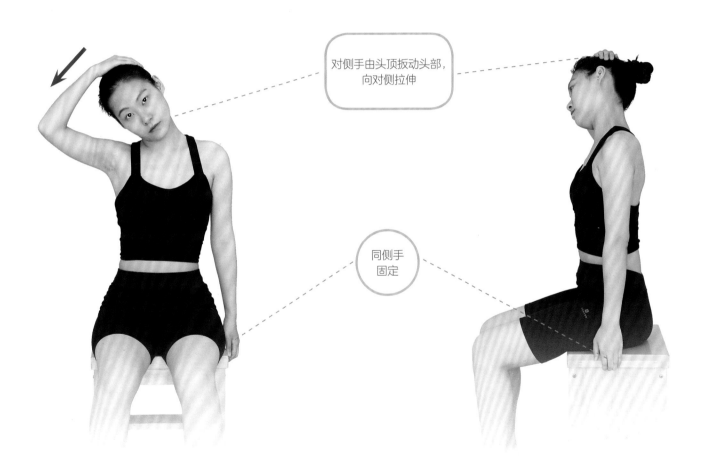

对侧手由头顶扳动头部，向对侧拉伸

同侧手固定

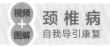

（2）前斜角肌拉伸练习

第一步：主动拉伸

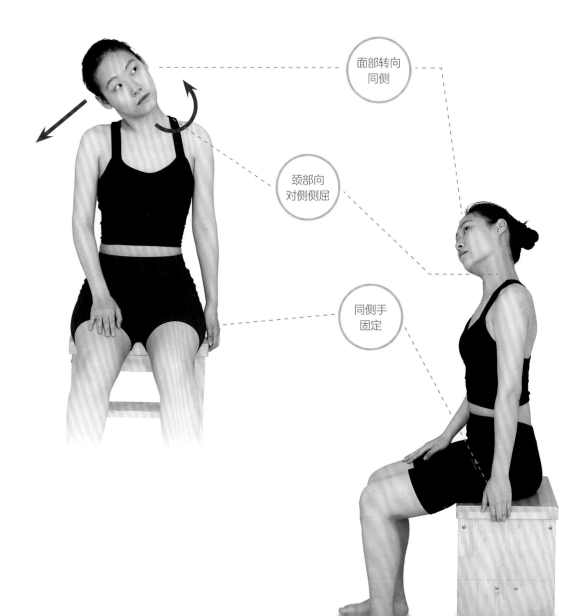

面部转向
同侧

颈部向
对侧侧屈

同侧手
固定

第二步：被动拉伸

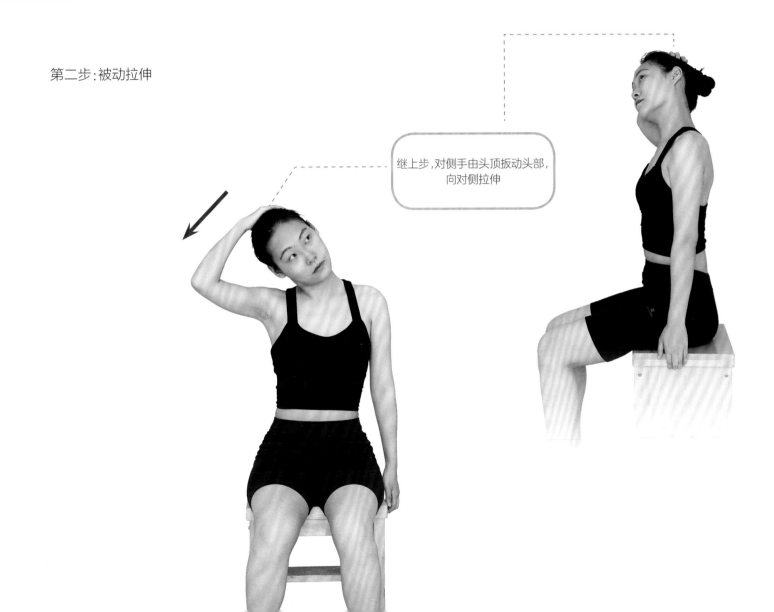

继上步，对侧手由头顶扳动头部，
向对侧拉伸

（3）后斜角肌拉伸练习

第一步：主动拉伸

面部转向对侧

颈部向对侧侧屈

同侧手固定

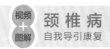

第二步：被动拉伸

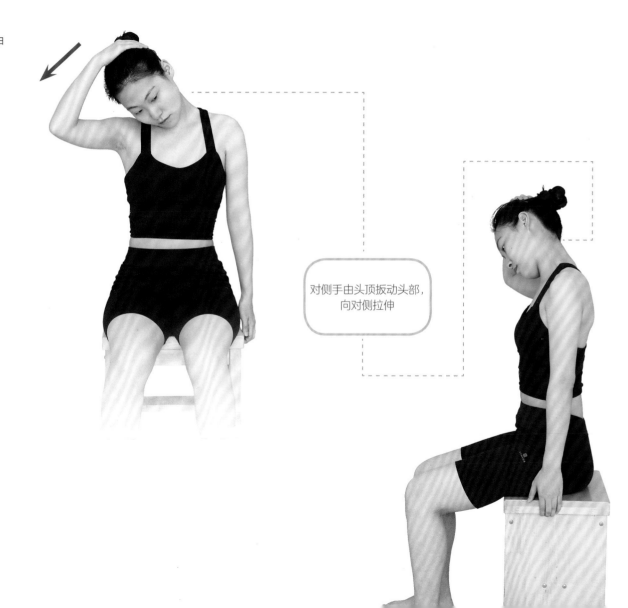

对侧手由头顶扳动头部，
向对侧拉伸

四、颈后伸练习

　　颈后伸练习,源自麦肯基脊柱康复技术。部分患者由于长期低头伏案,致使颈椎曲度反张,颈椎间盘髓核向后移位,从而出现颈后伸功能障碍。颈后伸练习,有助于改善颈部后伸功能,促进颈椎间盘髓核向前复位。但颈后伸练习时,容易挤压神经根、脊髓和椎动脉,出现上肢麻木、疼痛,头晕症状加重,故有上述症状者,须慎重练习。若练习后,上述症状减轻,则可继续练习。若加重,则须终止练习。

(一) 坐位颈后伸练习

视频 11

　　每次持续 2~3 个呼吸,每组 3~5 次即可,不宜过量。练习时,须双上肢固定,先行颈部自我拔伸,再行下颌抬起,全颈后伸。

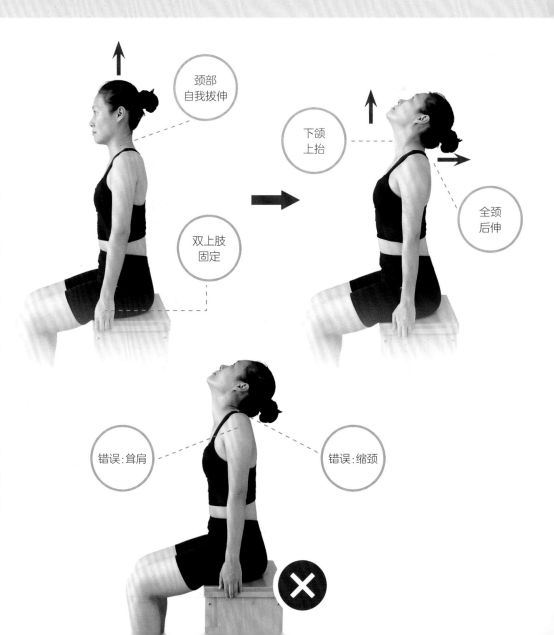

颈部自我拔伸

双上肢固定

下颌上抬

全颈后伸

错误:耸肩

错误:缩颈

（二）仰卧位颈部加垫练习

练习者仰卧位，颈部下方垫起，枕垫软硬适中，以一拳高为宜，颈部加垫练习一次时间不宜超过 30 分钟。

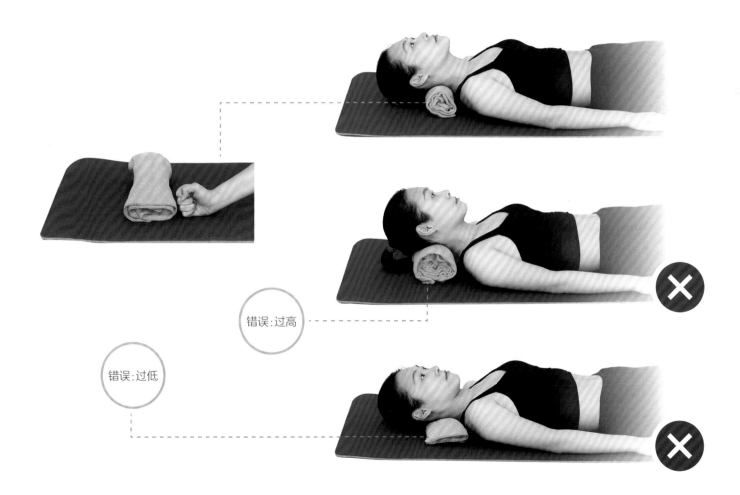

错误：过高

错误：过低

五、颈肩背部的综合功能稳定性练习

　　由于颈部的结构复杂、敏感性强,颈椎的功能练习更侧重于肩背部练习,从而间接增强颈椎的稳定性。上背痛患者练习以下体式,会有较好的效果。

(一) 康复体式练习

　　1. 斯芬克斯式　此式练习可改善肩胛活动功能,放松肩背部肌群,增加胸部肌群肌力。每组练习 10 次,每天 2~3 组。

　　第一步:俯卧位,前臂支撑,肩胛后撤,胸部下压。

视频 12

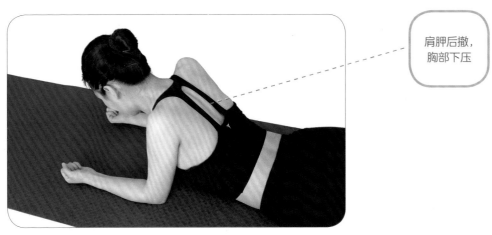

肩胛后撤,
胸部下压

第二步：肩胛下压，下颌内收，颈部后撤，持续 2~3 个呼吸。

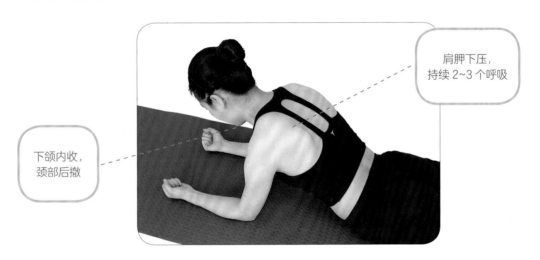

肩胛下压，
持续 2~3 个呼吸

下颌内收，
颈部后撤

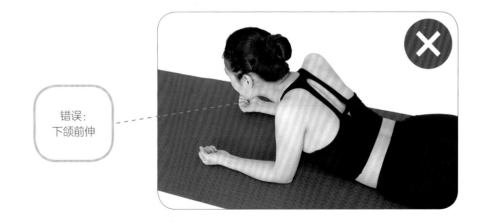

错误：
下颌前伸

2. 倚墙天使式　此式可改善胸椎曲度,增强背部肌群力量,拉伸胸部肌群。每组练习 10 次,每天 2~3 组。

视频 13

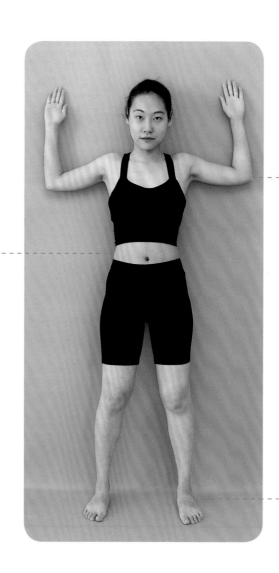

肩、肘、前臂紧贴墙面

腰背部倚住墙面

第一步:背部靠墙站立,腰背部倚住墙面,双足离墙 10 厘米,屈肘外展肩关节,肩、肘、前臂紧贴墙面。

双足离墙 10 厘米

第二步:双上肢靠墙向上伸直,同时双膝下蹲,同时保持腰背部紧贴墙面,持续2~3个呼吸。

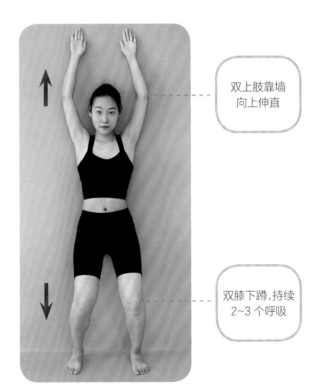

双上肢靠墙向上伸直

双膝下蹲,持续2~3个呼吸

错误:肘部离开墙面

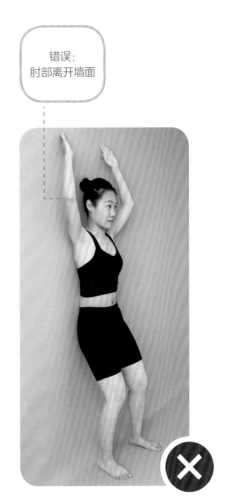

错误:腰部离开墙面

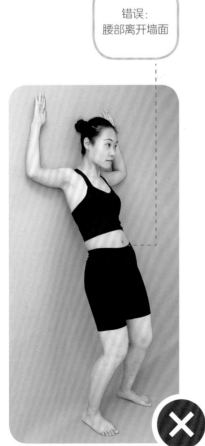

（二）导引练习

1. 掌托天门（易筋经） 此式主要拉伸肩背部肌群，同时可提高肌群协调性。5 次 / 组，2~3 组 / 天。注意腰腹要适度紧张，同时保持正常呼吸，不要屏气。

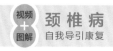

视频 14

第一步：左脚开立，与肩同宽，两臂前举至与肩同高，掌心向下，目视前方。

目视前方

两臂前举至与肩同高，掌心向下

左脚开立，与肩同宽

屈肘回收至胸前，掌心向下

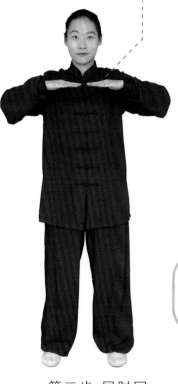

第二步：屈肘回收至胸前，掌心向下。

第三步：翻掌心向上，双手指尖相对，行至耳下。

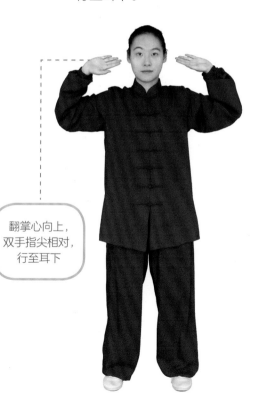

翻掌心向上，双手指尖相对，行至耳下

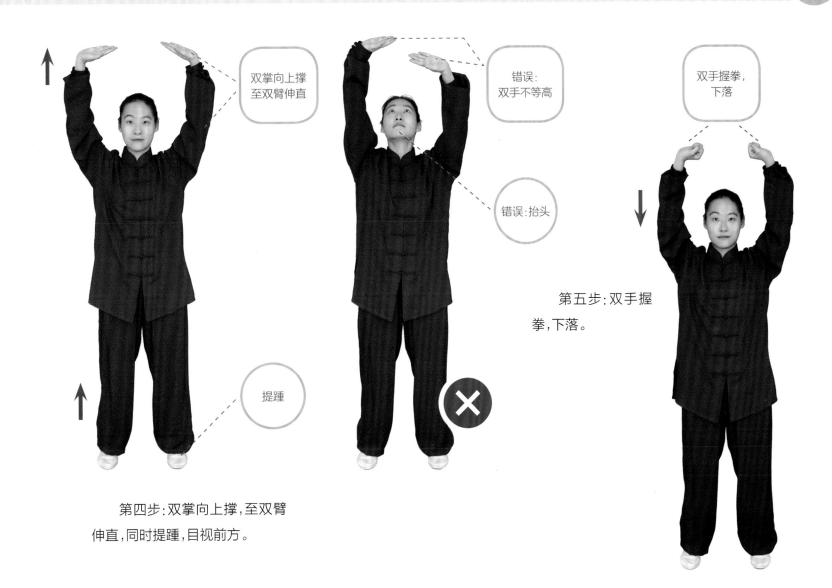

双掌向上撑至双臂伸直

错误:双手不等高

错误:抬头

双手握拳,下落

提踵

第五步: 双手握拳,下落。

第四步:双掌向上撑,至双臂伸直,同时提踵,目视前方。

第六步:双臂下落至与肩
同高,缓慢放松双拳变掌,同
时足跟下落。

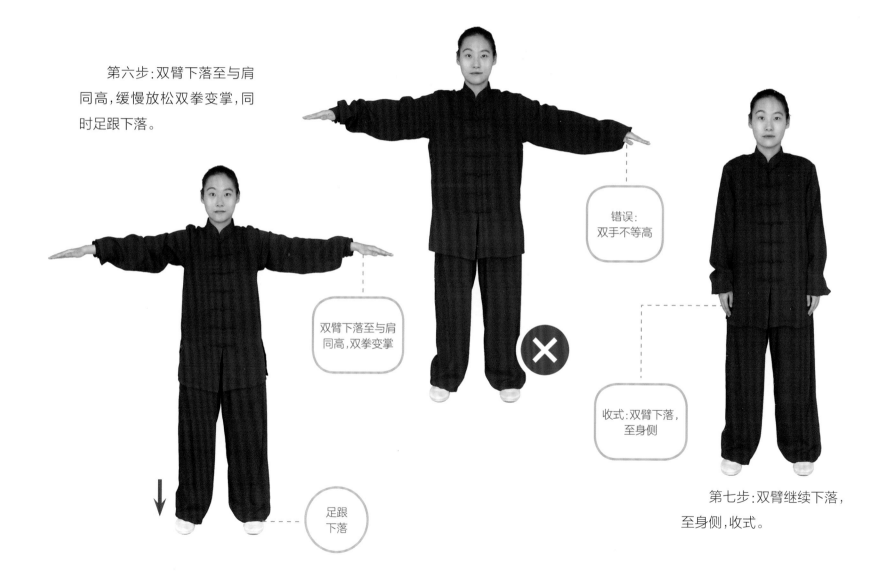

双臂下落至与肩
同高,双拳变掌

错误:
双手不等高

足跟
下落

收式:双臂下落,
至身侧

第七步:双臂继续下落,
至身侧,收式。

2. 出爪亮翅（易筋经） 此式主要拉伸背部肌群，同时可提高胸部肌群的力量。5 次 / 组，2~3 组 / 天。注意怒目瞪睛时要适度屏气，其余需保持自然呼吸。

视频 15

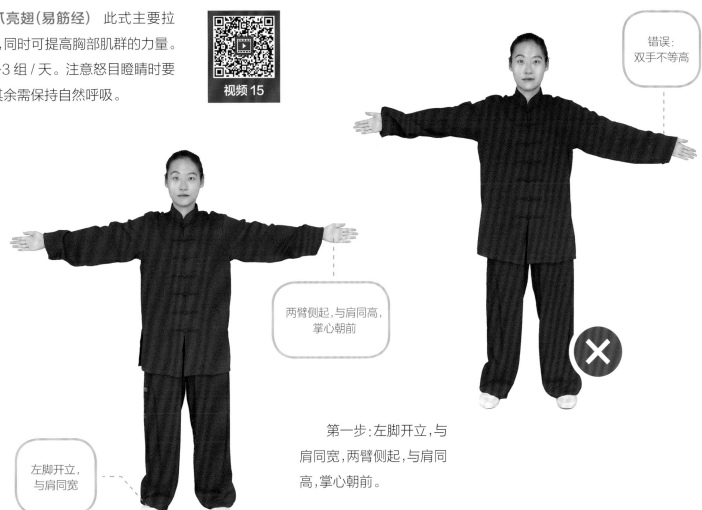

错误：双手不等高

两臂侧起，与肩同高，掌心朝前

左脚开立，与肩同宽

第一步：左脚开立，与肩同宽，两臂侧起，与肩同高，掌心朝前。

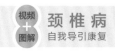

第二步:两掌身前相合,两臂伸直,掌心相对。

两掌身前相合,两臂伸直,掌心相对

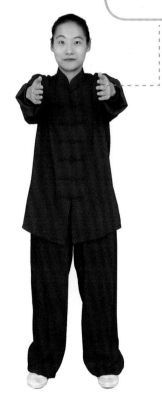

屈肘,两掌置于肩前,肘尖向下,掌心相对

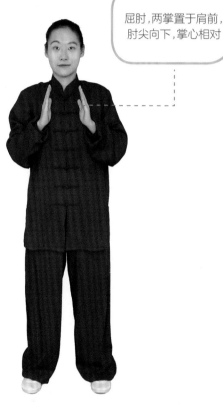

第四步:展肩扩胸。

展肩扩胸

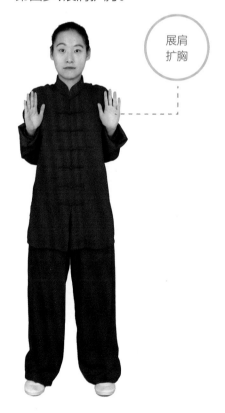

第三步:屈肘,两掌置于肩前,肘尖向下,掌心相对。

第五步：五指分开，立掌，掌心朝前，用力前推，至两臂伸直，怒目瞪睛。

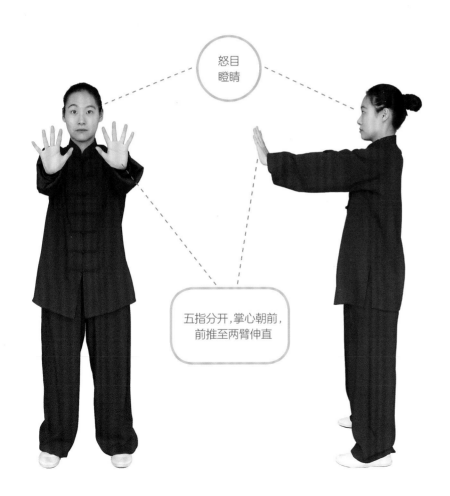

怒目
瞪睛

五指分开，掌心朝前，
前推至两臂伸直

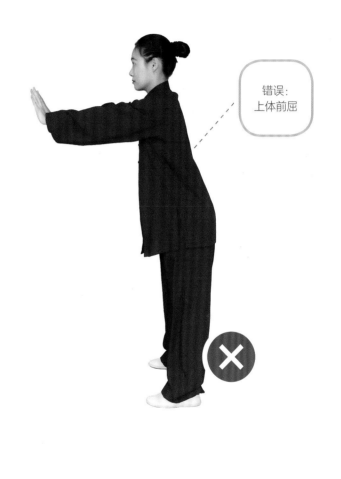

错误：
上体前屈

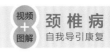

第六步:双掌放松,掌心向下,
收至胸前。

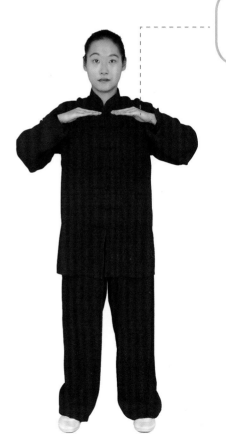

双掌放松,掌心向下,
收至胸前

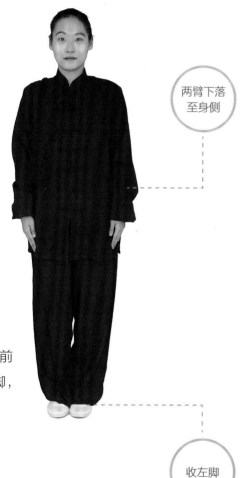

两臂下落
至身侧

第七步:两臂由身前
缓慢下落至身侧,收左脚,
目视前方。

收左脚

3. 九鬼拔马刀（易筋经） 此式主要练习颈肩背部肌群，可拉伸颈肩背部肌肉，使肌肉得到放松，同时可打开颈关节的活动度。3 次 / 组，2~3 组 / 天。注意腰腹要适度紧张，同时保持正常呼吸，不要屏气。

视频 16

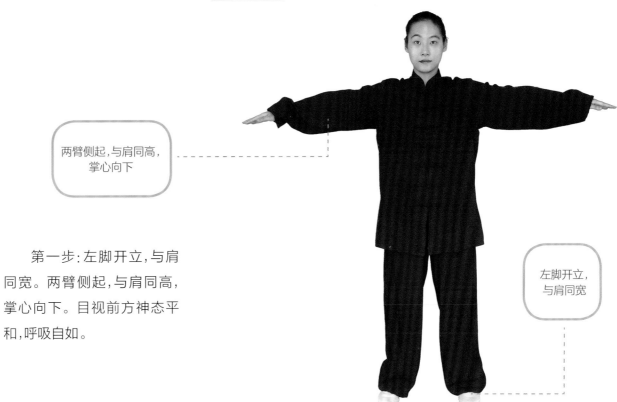

两臂侧起，与肩同高，掌心向下

第一步：左脚开立，与肩同宽。两臂侧起，与肩同高，掌心向下。目视前方神态平和，呼吸自如。

左脚开立，与肩同宽

第二步：左臂屈肘向下，掌心朝后，将左手背置于腰部正中，指尖向上。右臂从头前绕至头后抱头，中指置于左耳廓。

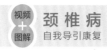

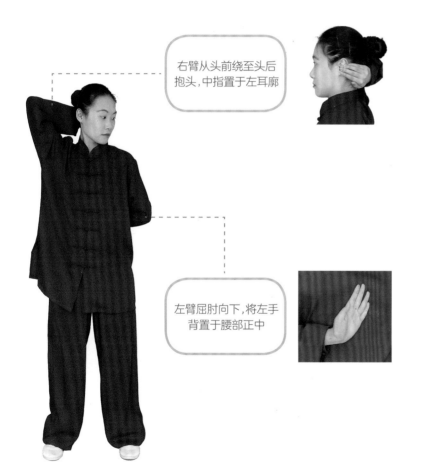

右臂从头前绕至头后抱头，中指置于左耳廓

左臂屈肘向下，将左手背置于腰部正中

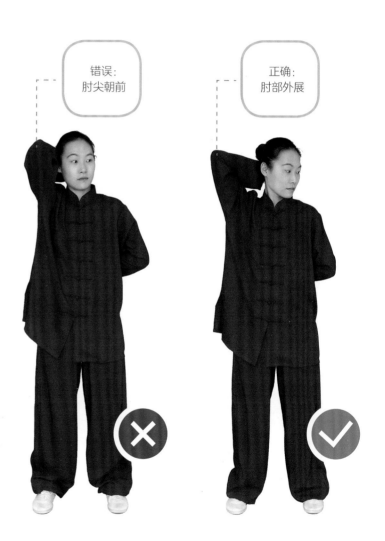

错误：
肘尖朝前

正确：
肘部外展

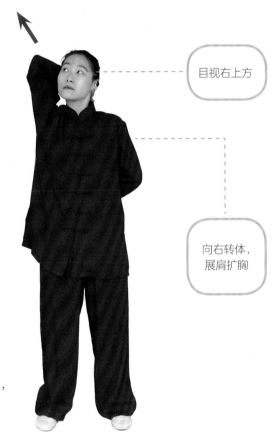

目视右上方

向右转体，
展肩扩胸

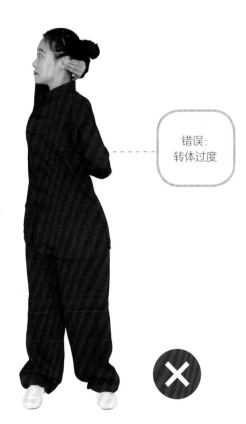

错误：
转体过度

第三步：向右转体，展肩扩胸，
目视右上方。

第四步：向左转体，同时屈膝、屈髋、屈颈，目视右后方。

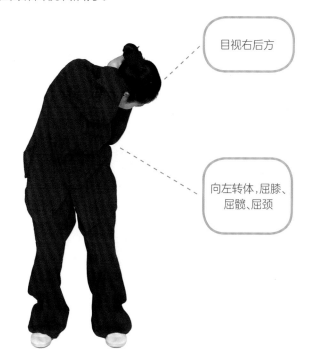

目视右后方

向左转体，屈膝、屈髋、屈颈

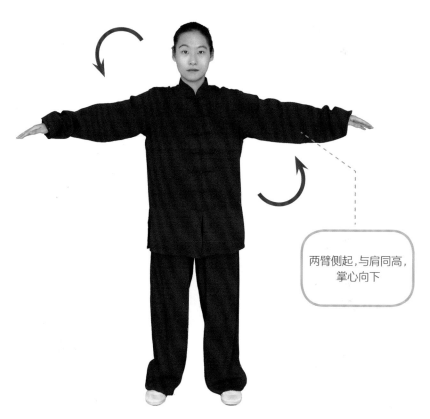

两臂侧起，与肩同高，掌心向下

第五步：缓慢回正，两臂打开，至侧平，掌心向下。

第六步：对侧，动作相同，方向相反。

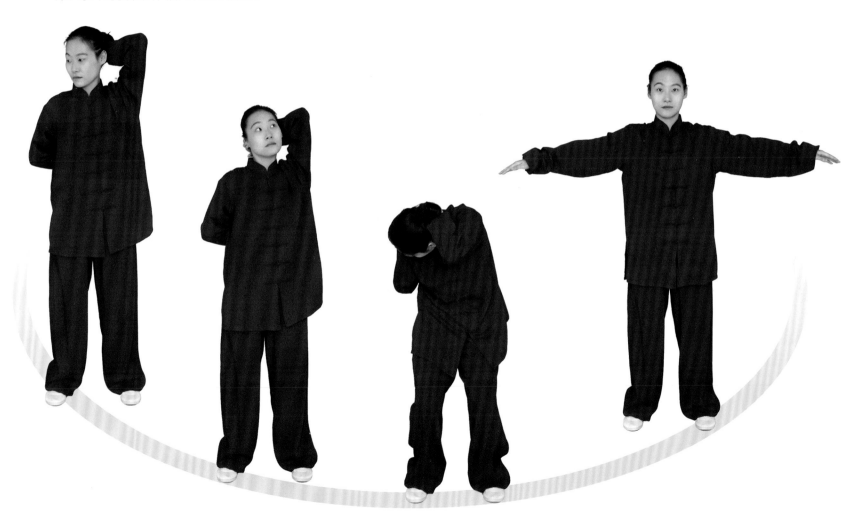

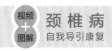

第七步:两臂展开至与肩平,
缓慢下落,收式。

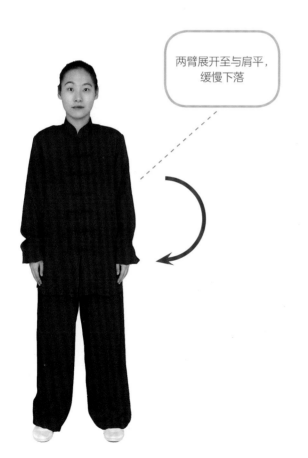

两臂展开至与肩平,
缓慢下落

4. 左右开弓似射雕(八段锦) 此式可提高
背部肌群的力量,放松胸部肌群,同时加强胸锁
乳突肌的力量。3 次 / 组,2~3 组 / 天。注意腰
腹要适度紧张,同时保持正常呼吸,不要屏气。

视频 17

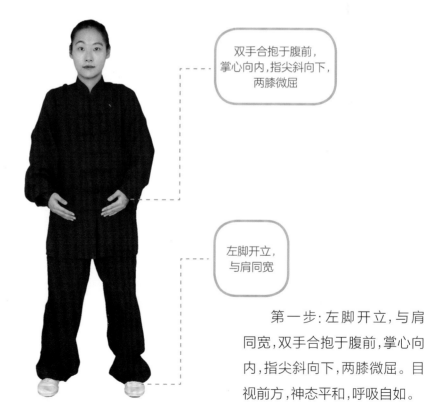

双手合抱于腹前,
掌心向内,指尖斜向下,
两膝微屈

左脚开立,
与肩同宽

第一步:左脚开立,与肩
同宽,双手合抱于腹前,掌心向
内,指尖斜向下,两膝微屈。目
视前方,神态平和,呼吸自如。

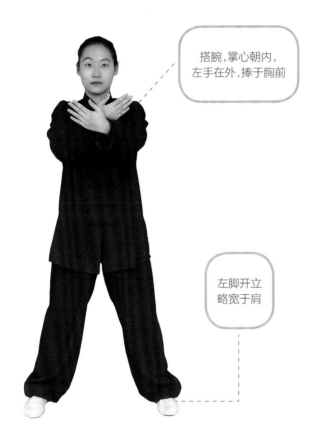

搭腕,掌心朝内,
左手在外,捧于胸前

左脚开立
略宽于肩

第二步:左脚开立略宽于肩,
同时搭腕,掌心朝内,左手在外,
捧于胸前。

第三步:左臂内旋,同时左手
变为八字掌,右手变为拉弓手,两
臂微内收。

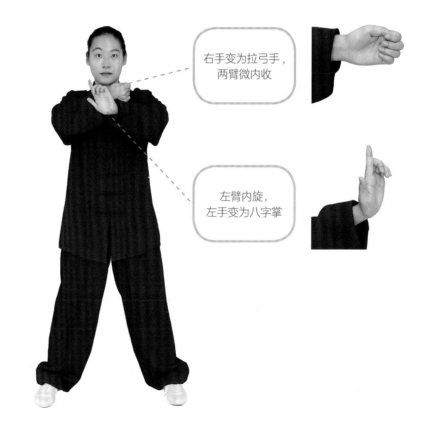

右手变为拉弓手,
两臂微内收

左臂内旋,
左手变为八字掌

第四步:两膝下蹲为马步,同时左掌立掌向左侧外撑,掌根与肩同高,右手掌心向内,收至右肩前,右肘与肩同高,头向左平转,目视左手。

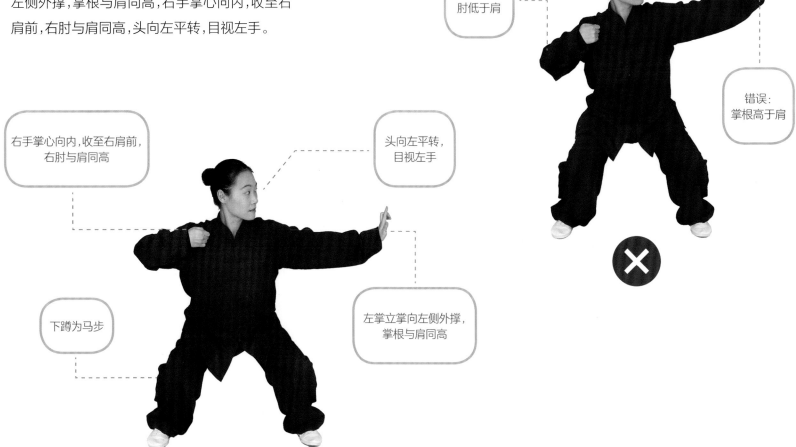

错误:
肘低于肩

错误:
掌根高于肩

右手掌心向内,收至右肩前,右肘与肩同高

头向左平转,目视左手

下蹲为马步

左掌立掌向左侧外撑,掌根与肩同高

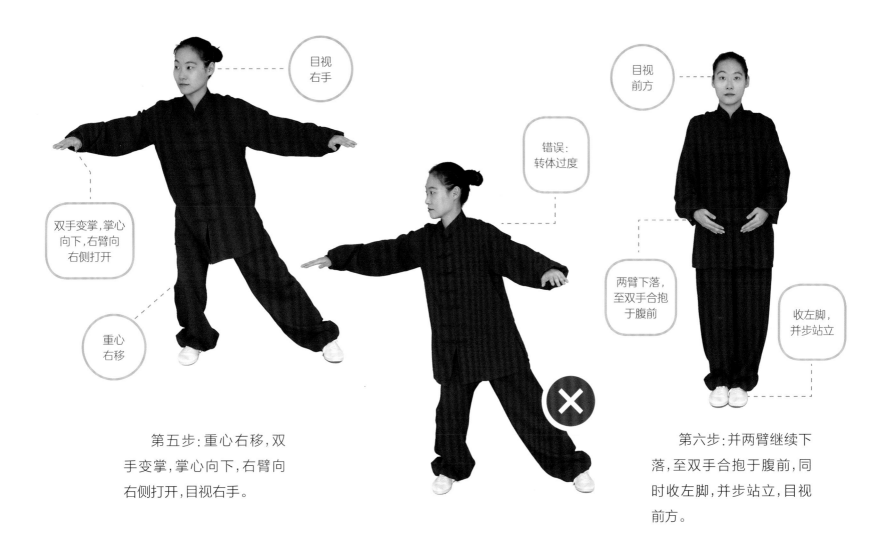

目视
右手

错误：
转体过度

目视
前方

双手变掌,掌心
向下,右臂向
右侧打开

两臂下落,
至双手合抱
于腹前

收左脚,
并步站立

重心
右移

第五步：重心右移,双手变掌,掌心向下,右臂向右侧打开,目视右手。

第六步：并两臂继续下落,至双手合抱于腹前,同时收左脚,并步站立,目视前方。

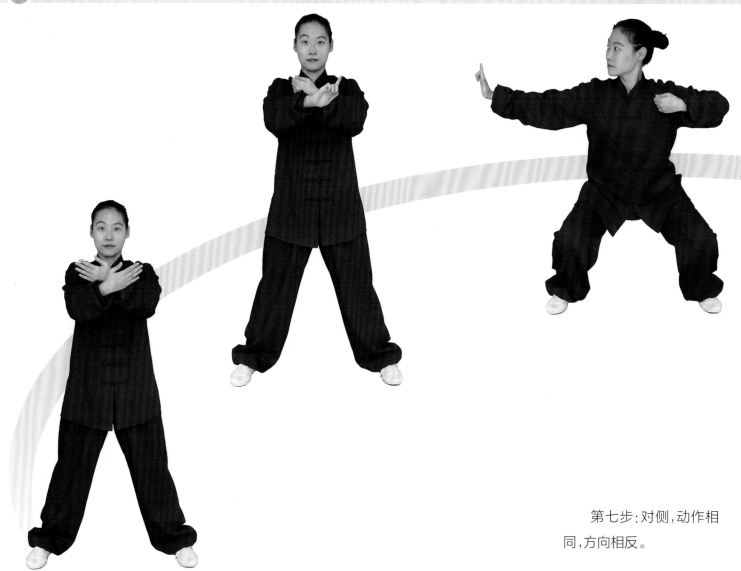

第七步：对侧，动作相
同，方向相反。

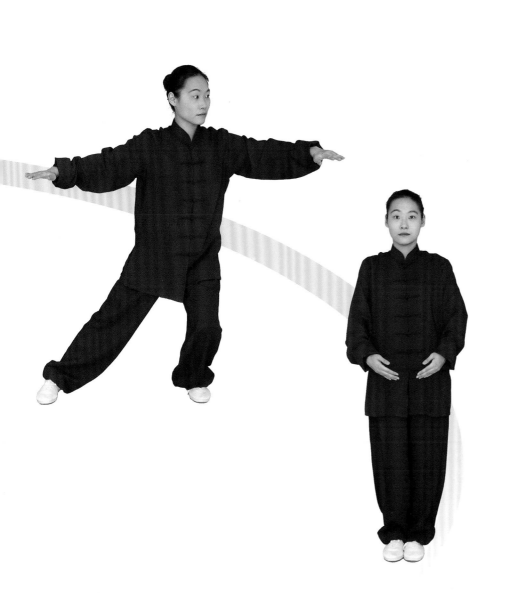

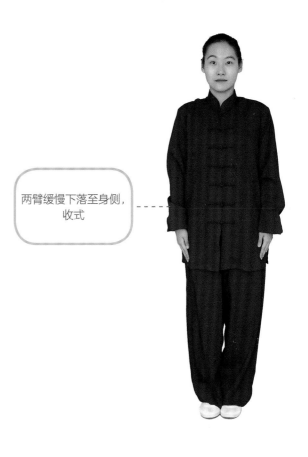

两臂缓慢下落至身侧，收式

第八步：两臂缓慢下落至身侧，收式。

5. 五劳七伤往后瞧（八段锦） 此式主要练习颈部肌群，可提高肌群协调性，同时放松颈部肌肉。3 次 / 组，2~3 组 / 天。注意腰腹要适度紧张，同时保持正常呼吸，不要屏气。

视频 18

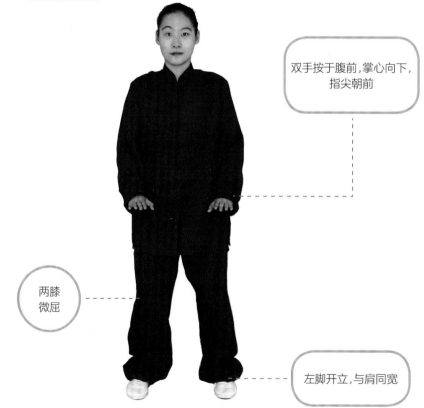

双手按于腹前，掌心向下，指尖朝前

两膝微屈

左脚开立，与肩同宽

第一步：左脚开立，与肩同宽，双手按于腹前，掌心向下，指尖朝前，两膝微屈。目视前方，神态平和，呼吸自如。

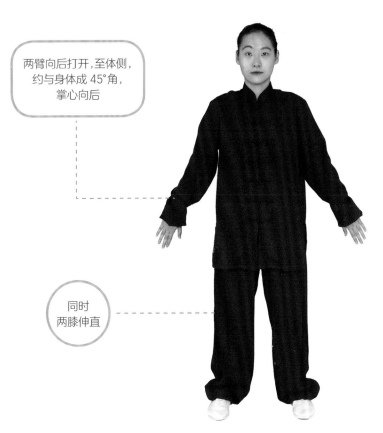

两臂向后打开,至体侧,约与身体成 45°角,掌心向后

同时两膝伸直

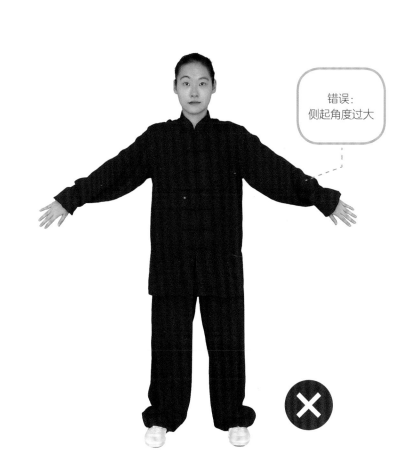

错误:侧起角度过大

第二步:两臂向后打开,至体侧,约与身体成 45°角,掌心向后,同时两膝伸直。

第三步：两臂以中指为轴，外旋，同时头向左转，目视左后方。

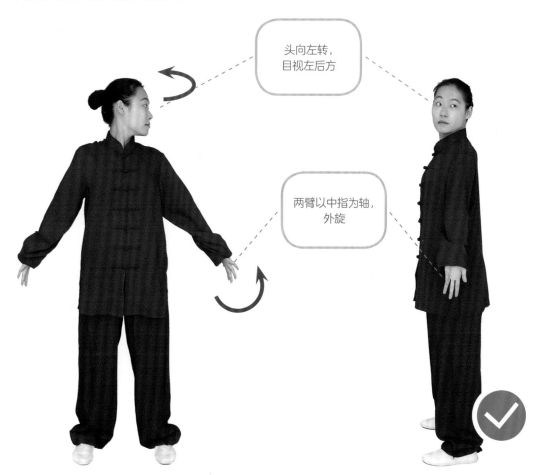

头向左转，目视左后方

两臂以中指为轴，外旋

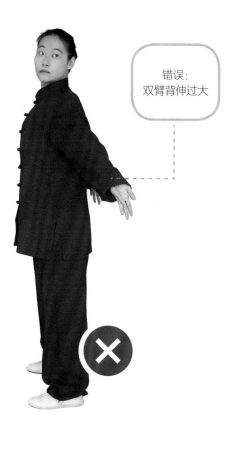

错误：双臂背伸过大

第四步：两臂内旋，回收至按于腹前，掌心向下，指尖朝前，两膝微屈，同时头向右转至目视前方。

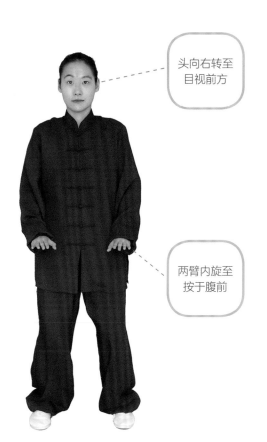

头向右转至目视前方

两臂内旋至按于腹前

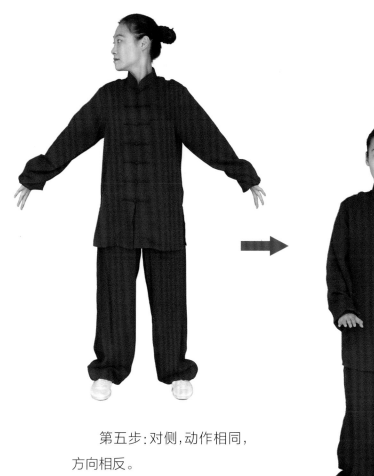

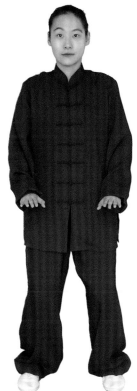

第五步：对侧，动作相同，方向相反。

第六步：两臂由身前缓慢下落至身侧，两膝伸直，收左脚。

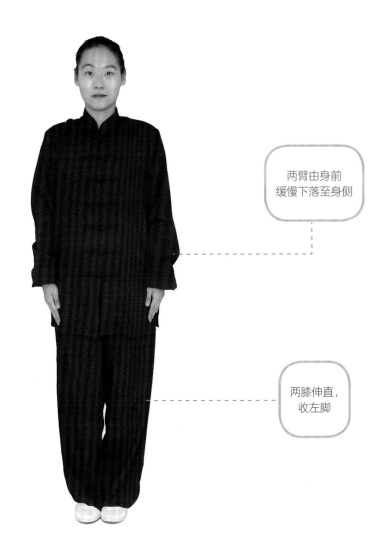

两臂由身前
缓慢下落至身侧

两膝伸直，
收左脚

附篇

颈椎病自我导引康复练习总则

★ 导引康复的目的　第一步:维持关节正常的活动度;第二步:强化关节周围肌肉力量和韧带功能,维持关节稳定性,减少肌肉萎缩。第三步:提高肌肉兴奋性和神经肌肉的反射调节速度,增强应变能力。

★ 康复体式练习时,尽量保持关节中立位,以减少关节负荷。(关节中立位是指脊柱关节稳定性最好,周围软组织张力最小的体位。)

★ 康复体式练习,以等长收缩为主,这样可以更好地提高肌肉耐力,保持关节稳定性。一次等长收缩的时间,以 2~3 次自然呼吸为宜,不宜过长,以便肌肉恢复血供。(等长收缩是指维持关节静止状态的肌肉收缩,此时关节没有运动。等长收缩可以更有效地提高肌肉耐力。)

★ 肌力练习需注意主动肌和拮抗肌的协同练习,这样才能更好地加强关节稳定性。

★ 康复体式练习,可分为肌力练习、牵伸练习和关节活动度练习,三者须均衡练习,才能达到更好的效果。

★ 导引练习,强调整体性,全身协调性和功能的提升;动作速度要求均匀缓慢,轻盈圆柔,用意不用力。

★ 导引练习,强调意识、呼吸的配合。动作的屈伸要和呼吸保持一致。

★ 导引康复练习时,必须注意日常生活中对关节的保护,这样才能巩固练习和治疗的效果,避免复发。

★ 本文所载的各种练习体式,可结合练习者具体情况,选择单一体式练习,或组合练习。

★ 导引康复的练习量(包括练习次数、活动角度、马步高低等),应循序渐进,逐渐增量。文中所说练习量为平均练习量,症状明显、关节功能较差者可酌情减量,以练习后不感觉症状加重和明显疲劳为标准。若练习后出现不适,应停止练习,及时就医。

图书在版编目（CIP）数据

视频＋图解颈椎病自我导引康复 / 王金贵，孙庆主编 .—北京：人民卫生出版社，2017
ISBN 978-7-117-25256-0

Ⅰ.①视…　Ⅱ.①王…　②孙…　Ⅲ.①颈椎 – 脊椎病 – 康复 – 图解　Ⅳ.①R681.509–64

中国版本图书馆 CIP 数据核字（2017）第 300565 号

| 人卫智网 | www.ipmph.com | 医学教育、学术、考试、健康，购书智慧智能综合服务平台 |
| 人卫官网 | www.pmph.com | 人卫官方资讯发布平台 |

视频＋图解颈椎病自我导引康复

主　　编：王金贵　孙　庆
出版发行：人民卫生出版社（中继线 010-59780011）
地　　址：北京市朝阳区潘家园南里 19 号
邮　　编：100021
E - mail：pmph @ pmph.com
购书热线：010-59787592　010-59787584　010-65264830
印　　刷：北京顶佳世纪印刷有限公司

经　　销：新华书店
开　　本：787 × 1092　1/16
印　　张：5
字　　数：90 千字
版　　次：2018 年 1 月第 1 版　　2018 年 1 月第 1 版第 1 次印刷
标准书号：ISBN 978-7-117-25256-0/R・25257
定　　价：48.00 元

打击盗版举报电话：010-59787491　E-mail：WQ @ pmph.com
（凡属印装质量问题请与本社市场营销中心联系退换）